DE LA RAGE

CURABILITÉ — TRAITEMENT

PAR

M. E. DECROIX

VÉTÉRINAIRE EN PREMIER, CHEVALIER DE LA LÉGION D'HONNEUR

Membre titulaire de la Société impériale et centrale de Médecine vétérinaire, de la Société impériale d'acclimatation et de la Société protectrice des animaux de Paris;
Membre fondateur de la Société de Médecine d'Alger et de l'Association française contre l'abus du tabac;
Membre correspondant de la Société centrale de Médecine du département du Nord, de la Société d'Agriculture et de la Société de Climatologie d'Alger, des Sociétés protectrices des animaux de Fontainebleau et de Dresde;
Membre honoraire de la Société protectrice des animaux de Palerme.

Mémoire couronné par la Société centrale de Médecine du département du Nord — Concours de 1868.

> Il n'est maladie si légere qui ne puisse être mortelle; — et il n'est maladie si grave qui ne puisse être curable.

LILLE
IMPRIMERIE DE LEFEBVRE-DUCROCQ
Rue Esquermoise, 57.

1868

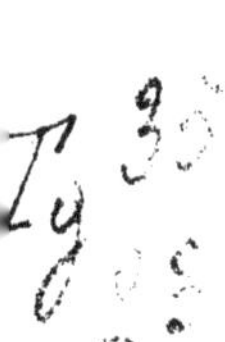

DE LA RAGE

CURABILITÉ — TRAITEMENT

> Il n'est maladie si légère qui ne puisse être mortelle ; — et il n'est maladie si grave qui ne puisse être curable (1).

(Comme il était défendu de se faire connaître, sous peine d'être mis hors de Concours, l'auteur a dû, dans ce mémoire, parler de lui-même à la 3me personne).

Par ses symptômes effrayants, sa marche rapide, ses propriétés contagieuses, son issue fatale, la *rage* a le triste privilége de produire sur le malade, le médecin et le public une impression d'épouvante, d'horreur et d'angoisse qui ne me paraît pas suffisamment justifiée par ce que j'ai entendu, ce que j'ai lu et ce que j'ai vu par moi-même, sur l'homme et sur les animaux.

Mon but en rédigeant ce travail n'est pas de faire une monographie détaillée de la rage ; mais plutôt d'appeler l'attention sur les points les moins connus, les plus propres à modérer la terreur inconsidérée qu'inspire cette maladie et plus particulièrement sur sa *curabilité* et son *traitement*.

Comme tous ceux qui ont écrit sur la rage, je me vois forcé de faire de fréquentes excursions dans le domaine de la médecine des animaux, en passant rapidement, ou même en taisant complètement ce qui est connu de tout le monde médical.

Le nom de *rage* est si répandu, il a une signification si bien

1) Il ne faut pas prendre cet épigraphe dans un sens trop absolu.

déterminée, qu'il n'est pas nécessaire de chercher à le remplacer. Le mot *hydrophobie*, qu'on lui a substitué dans le langage scientifique, a le double tort de présenter à l'esprit l'idée d'un symptôme commun à plusieurs affections essentiellement différentes, et de faire croire que ce symptôme est inhérent à la maladie qui nous occupe ; il doit donc être rejeté comme pouvant induire en erreur et avoir de funestes conséquences.

Causes. Il est admis que chez les *omnivores* et chez les herbivores, la rage est toujours communiquée par inoculation expérimentale ou accidentelle. Jusqu'à présent au moins aucun fait n'est venu prouver qu'elle pût provenir d'une autre origine; tandis qu'il est généralement admis, sinon rigoureusement et scientifiquement démontré, qu'elle se développe spontanément chez les *carnivores*.

Chez l'homme, la rage est donc toujours inoculée par la morsûre d'un animal enragé. Cependant on cite des faits d'après lesquels des chiens sous le coup d'un violent accès de fureur, de *rage éphémère*, auraient provoqué la rage *mortelle* chez les hommes, tandis qu'eux-mêmes auraient continué à se bien porter. (1)

Abstraction faite des cas de rage communiquée, on peut dire que, de toutes les causes invoquées comme produisant la rage spontanée chez les chiens, aucune ne peut soutenir un examen sérieux. Cependant il y en a une qui a pour elle d'assez nombreux défenseurs pour mériter une réfutation spéciale, c'est la *privation du coït*.

MM. Bachelet et Froussart ont publié, en 1857, une volumineuse brochure ayant pour but de convaincre que la privation du coït était la « cause unique de la rage » spontanée. Mais

(1) *Abeille médicale*. 1863, p. 290, et *Union medicale*, 1863, p. 612.

leur affirmation n'est appuyée sur rien de probant. Ces Messieurs sentent même tellement l'insuffisance de toutes les raisons qu'ils ont fait valoir dans le cours de leur ouvrage, qu'ils terminent en faisant appel à l'expérience : « ... il est urgent, « disent-ils, essentiel que l'Administration réunisse dans un « établissement *ad hoc*, un certain nombre de chiens répartis « comme nous l'avons indiqué. On s'assurerait ainsi que la « privation de l'acte génésique est réellement la cause unique « de la rage. (1) »

MM. Leblanc, père et fils, dont la compétence est incontestable, partagent l'opinion que je combats. Pendant la mémorable discussion qui eut lieu à l'Académie de médecine, en 1863, M. Leblanc fils avait apporté à l'appui de son opinion, le fait d'un chien chez lequel la rage se serait développée à la suite du désir extrême et non satisfait, produit par sa mère qui était en rut et qui n'avait pas voulu accorder ses faveurs à son fils. Ce fait paraissait convaincant à M. Bouley lui-même. Mais quelques jours plus tard, M. Decroix, après s'être livré à une enquête, vint annoncer que M. Leblanc s'était laissé induire en erreur (2). Du reste, un seul fait ne pourrait suffir à la solution du problème ; car enfin, tous les ans, il y a des chiens enragés, et il pourrait se faire, par hasard, que l'un de ces chiens se trouvât, quelques jours auparavant, excité par des désirs vénériens.

Les auteurs qui sont si affirmatifs devraient profiter du moment où une chienne est en chaleur pour placer auprès d'elle des chiens qui ne pourraient la flairer qu'à travers des barreaux, par exemple, sans pourvoir satisfaire leurs désirs. Cette expérience si simple et si à la portée de tout le monde, a dû, je crois, être tentée bien des fois, et si elle n'est pas

(1) Causes de la rage, par MM. Bachelet et Froussart, p. 155.

(2) *Abeille médicale*, 1863, p. 358.

relatée, le silence même prouve assez que le résultat en a été négatif.

Le plus sérieux argument que l'on ait donné en faveur de la privation du coït, c'est que, chez les peuples Musulmans, en Afrique, en Turquie, où les chiens vivent en liberté, la rage serait inconnue, ou du moins serait excessivement rare.

Cette opinion n'est plus soutenable aujourd'hui. Le premier fascicule du Bulletin de la Société de Médecine d'Alger, année 1861, prouve surabondamment que la rage existe en Algérie de temps immémorial. M. Reucher, dans une brochure intitulée : *De la rage en Algérie*, a rapporté des chiffres desquels il résulte que la rage est plus fréquente dans notre colonie qu'en Europe.

Si des recherches étaient faites avec soin en Egypte et en Turquie, on trouverait que, proportionnellement au nombre de chiens, il y a aussi beaucoup de cas de rage. Mais comment arriver à dresser une statistique authentique, chez des peuples dépourvus de médecins dignes de ce nom, méfiants envers les étrangers, arriérés sous tous les rapports, ignorants au point que la plupart des habitants ne savent ni lire ni écrire?

La muselière, si complaisamment accusée de déterminer la rage, est tout aussi innocente que la privation du coït.

D'après une brochure que de vient publier M. Bourrel, vétérinaire, la rage est plus commune pendant le deuxième trimestre; dans le rapport de 96 à 166 pour les autres trimestres; et elle est, comparée à toutes les maladies traitées par lui, de 4 0/0 chez les chiens, tandis qu'elle n'est que de 2 0/0 chez les chiennes. Mais en cette matière, il ne faut pas se hâter d'établir une loi sur la statistique fournie par un observateur, un autre observateur pouvant obtenir des résultats opposés. Sauf quelques exceptions, les statistiques montrent que la rage est plus fréquente pendant les mois humides du printemps et de l'automne que pendant l'été et l'hiver. Pour connaître l'influence des saisons, il faudrait établir la proportion des cas de rage spontanée comparés aux cas de rage communiquée, auxquels la météorologie est complètement étrangère.

Quant à la race, nous voyons dans la même brochure que les métis ont fourni le plus de cas et les danois le moins; mais pour que ces chiffres fussent instructifs; il faudrait au moins savoir quelle est la population absolue de chaque race.

En définitive, les causes de la rage spontanée chez les animaux sont encore enveloppées d'épaisses ténèbres. En ce qui concerne l'espèce humaine, il n'y a point de doute; la maladie est toujours communiquée par la morsure d'un animal enragé. Le chien, le loup et le chat sont les seuls animaux qui transmettent la rage à l'homme, quoiqu'on cite des exceptions relatives à d'autres animaux.

Incubation. Chez l'homme comme chez les animaux, le période d'incubation est tout-à-fait indéterminée. On raconte que dans certains cas elle n'a duré que quelques jours, que dans d'autres elle a atteint plusieurs annees. Mais il ne faut accepter ces limites extrêmes que sous toutes réserves.

En général la rage apparaît pendant le deuxième mois et le plus souvent vers le 40e jour après la morsure. Il ne faut pourtant pas être complètement rassuré avant l'expiration de l'année.

Symptômes prédominants.

En certains cas, non pas toujours comme on l'a dit, le premier signe prodromique consiste dans un sentiment de prurit, d'ardeur à l'endroit de la plaie d'inoculation, ordinairement cicatrisée. Le prurit porte les personnes à se frotter, à se gratter, à détruire la cicatrice encore tendre. De là cette croyance assez répandue, que la plaie se *rouvre* au moment de l'apparition des premiers symptômes. Je ne pense pas qu'il y ait, en dehors du frottement, un seul fait bien observé de la destruction spontanée de la cicatrice. Dans un cas sur lequel je reviendrai, M. Piorry a vu apparaître autour de la plaie non encore cicatrisée, de nombreuses petites pustules (1).

Ces petites pustules seraient peut-être analogues, sinon identiques quant à la nature, aux lysses découvertes sous la langue, par Marochettis, lysses dont l'existence a été contestée pendant longtemps, et que M. Auzias Turenne vient, a-t-il dit à l'Académie de médecine, de retrouver sur la langue de plusieurs chiens sous le coup de la rage.

La céphalalgie, l'insomnie, le dégoût pour les conversations, les réponses brusques, laconiques, ne tardent pas à apparaître; quelquefois il y a exaltation dans les fonctions intellectuelles, volubilité dans les paroles, colère pour les motifs les plus futiles; les parents et amis trouvent *le caractère changé.*

Viennent ensuite, après un ou deux jours, des douleurs, des frissons en diverses parties du corps, un sentiment de constriction à la gorge. Généralement il y a *hydrophobie* ou plutôt, les malades désireraient boire, et s'ils refusent de le faire, c'est que l'état de la gorge s'y oppose; si néanmoins on insiste, à peine le liquide touche-t-il les lèvres que le vase est rejeté avec un *effroi caractéristique suivi de convulsions.*

On dit que la salive est très-abondante; toutefois il faut tenir compte de la difficulté de déglutition qui force le malade à la rejeter à l'extérieur. S'il y a mâchonnement, loquacité exagérée, la salive devient *écumeuse,* de claire et filante qu'elle est dans les conditions contraires.

Pendant la période d'état, il suffit d'un léger bruit, de quelques questions, de la vue d'un liquide ou d'un corps brillant, d'un courant d'air froid établi brusquement, de la proposition d'une potion, pour provoquer l'anxiété, les cris, les

(1) *Union médicale* 1863, p. 109.

sanglots, les hurlements, les convulsions accompagnées de grimaces indescriptibles.

Entre les accès, certains malades boivent et mangent avec avidité ; d'autres vomissent, d'autres enfin ont des *envies irrésistibles de mordre* ; mais il serait utile que le public sût bien que ce sont là des exceptions. Ceux qui sentent l'envie de mordre s'emparer d'eux, préviennent ordinairement les assistants et même demandent à être attachés.

C'est principalement pendant les accès que le regard est étincelant, si toutefois la chambre est un peu sombre et que l'observateur tourne le dos à la lumière. La voix est rauque, criarde, à timbre aigu. Le pouls est fort, régulier, accéléré ; du reste cela varie d'un moment à l'autre. La poitrine est le siége d'une sensation de chaleur, de vapeur suffocante qui provoque par intervalle de grandes, rapides et convulsives respirations par la bouche, ce qui peut rendre la salive écumeuse et gluante. Les douleurs épigastriques dont se plaignent les malades, peuvent s'expliquer par la vacuité de l'estomac et l'irritation qui en est la conséquence. Certains malades ont des hallucinations, ils croient voir, entendre, toucher quelque chose qui leur est complètement étranger. Malheureusement la force musculaire, excepté pendant les *répits*, est beaucoup plus considérable qu'à l'état normal.

Dans la dernière période, les yeux sont ternes, la voix est rauque, la prononciation difficile, la face terreuse ; la respiration anxieuse, oppressée et la déglutition à peu près impossible.

La fréquence et l'intensité des accès allant toujours en augmentant épuisent progressivement les forces et finissent par amener la paralysie. Vers le troisième ou quatrième jour, le malade expire sans grande agitation, presque sans agonie pour ainsi dire, eu égard aux symptômes de la période d'état.

Les vétérinaires disent que la paralysie précède constamment la mort des chiens enragés.

Dans la *rage mue* (forme non observée chez l'homme) la paralysie commence par les muscles releveurs de la mâchoire inférieure. Dans un article inséré dans l'*Abeille médicale*, 1863, p. 275. M. Decroix affirme que si le chien ne peut fermer la gueule et mordre, dans la rage mue, c'est parce qu'il y a *contracture* des muscles abaisseurs de la mâchoire inférieure. J'ai été un jour à même de voir un chien affecté de cette maladie et j'ai constaté qu'avec la plus légère pression, on rapprochait les mâchoires. Donc, à mon avis, M. Decroix s'est trompé.

Autopsie. Je croirais abuser de la patience du lecteur si je rapportais ici toutes les altérations, ou plutôt, les états dans lesquels les organes ont été trouvés par divers auteurs. Je serai d'autant plus bref que personne jusqu'à ce jour n'a découvert de lésions univoques, pathognomoniques de la rage. Aucune de celles qui ont été constatées ne suffisent pour expliquer la mort.

Les plus constantes et en même temps les plus dignes de fixer l'attention se font remarquer dans l'appareil digestif : la muqueuse buccale et pharyngienne est enflammée, plutôt sèche qu'enduite d'une *bave verdâtre*. La langue est quelquefois festonnée à la pointe par les morsures qui lui ont été faites pendant les accès. Les médecins français n'ont pas vu les lysses de Marochetti. (Je reviendrai sur ces lysses.)

L'estomac ne contient qu'un peu de bile ou de suc gastrique, surtout si le malade n'a pu boire pendant la dernière période. La muqueuse est enflammée, plus ou moins plissée, selon le degré de vacuité et selon la durée de la maladie. Les intestins ne contiennent qu'une partie plus ou moins grande des liquides ingérés et des matières verdâtres, adhérentes à la muqueuse et d'autant plus foncée en couleur, d'autant plus consistantes qu'on les examine plus près du rectum.

Les vétérinaires attachent une grande importance à la présence de parcelles de paille, de graviers, de morceaux de bois, et autres corps étrangers, dans la gueule, l'estomac et les intestins des chiens morts de la rage. Lorsque l'on a laissé la maladie suivre son cours, la muqueuse stomacale est froncée, très enflammée et même érodée au sommet des fronces, ce qui peut être dû au frottement de la muqueuse sur elle-même, faute d'aliments ou de boissons.

Par ce qui précède, on voit qu'il n'y a aucune lésion importante dans la rage. Celles que je passe sous silence et qui ont leur siége dans le cerveau, le poumon, le cœur, le sang, ont encore moins de valeur que celles des organes digestifs.

Je n'attache aucune importance aux lésions *remarquables* qui ont été observées chez certains sujets, et qui n'existent pas chez les autres. Ce qu'il y a de plus caractéristique, *c'est l'absence complète d'altérations organiques pouvant expliquer la mort.*

Curabilité de la rage.

Il est ordinairement admis en principe que la rage est essentiellement incurable. Lorsque des praticiens ont avancé, sous une forme quelque peu dubitative, que telle personne affectée de cette maladie avait guéri, on a dit : c'est qu'elle n'avait pas la rage; il y a eu erreur de diagnostic.

Ce raisonnement ne doit pas être accepté comme péremptoire. Ne se rappelle t-on pas que pendant longtemps, on a dit que tel sujet, qui n'avait pas *horreur de l'eau*, n'était pas enragé, qu'il y avait erreur de diagnostic...

Rappelons d'abord qu'aucun organe ne présente d'altération matérielle qui puisse s'opposer à l'exercice de ses fonctions. La vie s'en va laissant le corps dans son intégrité presque complète.

De tous temps on a vu des charlatans prétendre avoir triomphé de la rage; il n'y a presque pas d'années où ne surgisse quelque nouvelle recette *infaillible*. En général, toutes ces guérisons et toutes ces recettes inspirent le mépris, et montrent combien il est facile d'exploiter la *crédulité publique*.

En dehors des histoires anciennes plus ou moins apocryphes, il y a assez de faits observés récemment par des personnes compétentes et désintéressées, pour qu'il ne soit pas plus possible de douter de la curabilité de la rage que de celle du tétanos par exemple. Je vais en rapporter quelques uns des plus probants, puisés dans la pratique vétérinaire, où la rage, jusque dans ces derniers temps, a été réputée incurable comme dans la médecine humaine.

Le 2 Février 1864, un vétérinaire, M Decroix, lut à l'Académie de médecine un mémoire intitulé :

Cas de guérison de la rage.

Voici, en extrait, ce qui me paraît pouvoir entrer dans ce travail :

Première observation. Le 26 juillet 1860, l'auteur se procure un chien âgé de dix-huit mois à deux ans, d'un caractère doux, caressant, et il lui inocule la bave obtenue en râclant, avec le dos d'un bistouri, la face interne des lèvres et la langue d'un chien enragé.

« L'inoculation, dit M. Decroix, est pratiquée immédiatement, avec le plus grand soin, par sept piqûres, dont trois à la face interne de chaque oreille et une sur le nez. Ordinairement, deux ou trois piqûres suffisent; mais ici, l'intérêt général et mon honneur professionnel étant en jeu, je voulais avoir une surabondance de chances de transmission.

« Le lendemain, le sujet qui avait fourni le virus mourut des suites de la rage.

« L'animal inoculé est attaché solidement dans une boxe fermant à clef; tous les matins, je le vois, à l'heure de la visite; souvent je le caresse. Je place auprès de lui un petit compagnon d'infortune, également inoculé, qui meurt de *rage calme* le 7 Août, et que je remplace, le lendemain, par un autre chien destiné à tenir compagnie au sujet qui est en expérience.

« Le 9, celui-ci a quelques troubles dans les fonctions digestives, car on remarque que les aliments sont rendus peu de temps après qu'ils ont été pris. On se rappelle que M. H. Bouley a dit, dans son rapport, que le vomissement est quelquefois un symptôme du début de la rage.

« Le 13 Août, je suis étonné de voir qu'en ma présence, et sans provocation aucune, le sujet en expérience donne traitreusement un coup de dent à son petit compagnon, sans toutefois le faire saigner.

« Le 14, l'inoculé mange et se laisse caresser à peu près comme d'habitude ; mais il est moins gai, et il ne témoigne pas de joie lorsque je le flatte et que je lui parle.

« Le 15, l'animal a dû passer une nuit très-agitée, car toute la litière a été remuée, bouleversée et refoulée en tas dans un coin de la boxe. Pendant le peu de temps que je passe à l'examiner, il mord encore son voisin, qui se rapproche de lui pour venir de mon côté, ou plus exactement, il lui donne traîtreusement un coup de gueule, sans grognement d'impatience ou de menace, et d'une façon anormale, *particulière au chien enragé*. Contre son habitude, il n'aboie plus. On ne peut savoir s'il a encore vomi, sa litière est trop souvent remuée, et l'on n'est pas toujours près de lui. Il a en outre la physionomie altérée, de telle sorte que je diagnostique l'existence de la rage.

« Dans ce que je viens de relater, on ne trouve pas tous les symptômes si admirablement décrits dans le rapport de M. H. Bouley. Cela n'est pas étonnant; il est très-rare de les rencontrer tous chez le même sujet, ainsi :

« Sur trois hommes observés par M. Beau, le premier avait pour symptôme dominant un flux inouï de paroles et de l'agitation; le second, un appétit furieux et peu d'agitation; le troisième de l'abattement, des soupirs et des sanglots.

« Le 16, la litière a encore été bouleversée pendant la nuit, et, de plus, il y a eu des vomissements. Le petit compagnon se tient hors des atteintes du malade. Au reste, ils ne paraissent pas se préoccuper beaucoup l'un de l'autre.

« Les 17 et 18, je trouve l'animal moins agité; il paraît fatigué, épuisé; il est presque constamment couché, et ne se dérange pas lorsque je l'appelle. Les sauts, les aboiements et l'agitation joyeuse de son voisin ne le tirent pas de sa somnolence; il ne bouleverse plus sa litière.

« Les 19 et 20, il remue de nouveau sa litière de temps en temps; il a, par moments, de l'anxiété et de l'agitation; mais il est moins triste, et au lieu de présenter la paralysie qui précède ordinairement la mort, les forces reviennent. »

Bref, le chien finit par guérir radicalement, au grand désappointement de l'observateur.

Deuxième observation. Le 18 juillet 1862, sur l'invitation de M. Texier, professeur de clinique interne, à Mustapha, M. Decroix, inocula avec le plus grand soin, à une petite chienne gaie, caressante, âgée de trois ans, portant la queue en trompette, la salive et les crachats rejetés pendant un violent accès de rage, par un nommé Barry, qui, trente-six jours auparavant, avait reçu des morsures d'un chat enragé.

« Pendant quinze jours, dit M. Decroix, l'animal conserva son appétit, sa gaieté, ses manières et son attitude physiologique.

« Le 3 Août, au matin, le seizième jour après l'inoculation, on me prévient qu'il n'a pas mangé comme d'habitude et qu'il a la gueule pleine de paille. Voici ce que je constate : l'animal a tant tourné sur lui-même pendant la nuit, que la longueur de sa chaîne est diminuée de plus de moitié; il a mordu avec tant de persistance et de force des branches de saule qui sont à sa portée, qu'il les a dépouillées de leur écorce en plusieurs endroits. Actuellement il a l'air triste, porte la queue basse et détourne la tête, sans fuir, quand on lui présente de la soupe ; en persistant à lui placer cet aliment sous le nez, il mouille la langue comme pour laper quelques gorgées, puis se retire en voussant le cou à chaque mouvement de déglutition, ce qui indique de la gêne du côté du pharynx.

« A midi, je fais une nouvelle visite au malade ; je m'assieds pour l'observer sans le déranger et sans le provoquer d'abord : après quatre à cinq minutes de calme, il mord les roseaux qui lui servent de litière ; ensuite, il s'agite, se roule et tourne jusqu'à ce que, raccourcie par la torsion, sa chaîne lui serre le cou au point de me faire craindre la strangulation. Je me hâte de le dégager, et je place une deuxième corde de sûreté destinée à l'empêcher de tourner. Pendant quelques minutes, il reste calme, le nez appuyé sur la litière, dans un état de somnolence apparente ; la respiration est lente — douze à la minute, — profonde, légèrement ronflante, avec un temps d'arrêt après l'expiration ; les yeux restent à demi-ouverts, mais au moindre bruit du dehors, au moindre mouvement que je fais, pour prendre de l'encre, par exemple, les paupières se dilatent, les oreilles se dressent, ce qui témoigne d'une vive irritabilité ; de temps à autre, il y a des soubresauts dans les membres antérieurs. L'animal ne se lève pas sous l'influence des coups légers que je lui donne, — M. Bouley a fait ressortir que la sensibilité est obtuse chez les enragés ; — il refuse la soupe que je lui présente ; il trempe cinq ou six fois la langue dans de l'eau maintenue devant lui pendant quelques instants, puis il détourne la tête en voussant le cou, comme s'il souffrait de la gorge au moment de la déglutition ; quelquefois il mâchonne, et cependant il n'a rien dans la gueule, à moins que ce ne soit quelque brin de paille ; d'autres fois, il fait entendre des cris plaintifs, à timbre anormal, mais il n'aboie pas; je le vois venir de lui-même flairer l'eau contenue dans sa gamelle; et se réfugier ensuite dans son coin. Menacé du bâton, il ne cherche ni à fuir ni à se précipiter sur moi ; il ne cherche pas non plus à mordre son voisin qui se tient hors de ses atteintes; par intervalle ses yeux deviennent flamboyants.

« A cinq heures du soir je retourne près de l'animal. Je constate qu'à force de coups de dents, il a coupé la corde qui servait de deuxième moyen d'attache ; il fixe sur moi de grands yeux saillants et étincelants; sa queue est horizontale et non plus roulée en trompette comme à l'état normal. L'agitation, l'anxiété sont plus grandes qu'à midi : toutes les cinq à dix minutes, il change de position, se lève, se couche alternativement; le décubitus a lieu tantôt en long, tantôt en rond, tantôt sur le côté, tantôt sur le ventre. Lorsque l'animal est debout, il est sans cesse en mouvement; quelquefois il s'élance de toutes ses forces jusqu'au bout de sa chaîne comme s'il voulait la rompre; voyant ses efforts impuissants, il entre en fureur et mord des branchages et des roseaux qui sont près de lui; pour les mettre plus promptement en morceaux, il emploie les pattes, qu'il contracte convulsivement en piétinant et en s'agitant avec colère. Il refuse d'abord de l'eau, puis il trempe deux fois la langue et se retire sans avoir bu et en se plaignant; il fait entendre par intervalle un aboiement plaintif, enroué, rauque; il refuse les boissons et les aliments; quelquefois, il gratte la litière et la tire sous lui; je le vois aussi mordre sa chaîne, se dresser sur ses pattes de derrière et essayer de monter dans la mangeoire qui est au-dessus de sa tête. Il a la salivation abondante et la respiration anxieuse, haletante. »

Ces symptômes, qui s'exaltèrent encore le soir, ne laissèrent aucun doute sur l'existence de la rage.

Le lendemain 4 août, les accès furent moins fréquents, quoique tout aussi caractéristiques.

Les 5 et 6, le sujet continua à mordre les corps étrangers ; mais plus rarement et en outre il tomba dans un état de tristesse et d'abattement marqué.

Les jours suivants, les symptômes disparurent peu à peu, l'appétit et la gaité revinrent. En définitive la guérison, complète le 16, se maintint jusqu'au 1er octobre, époque à laquelle l'animal fut rendu à la liberté. Le mémoire ne dit pas ce qu'il devint ensuite. (1)

Ce qui me paraît ajouter à la valeur des deux observations ci-dessus, c'est que l'on ne peut soupçonner l'auteur d'avoir vu ce qu'il *désirait*, puisque lui-même croyait à l'incurabilité absolue de la rage, et que la guérison a eu lieu contrairement à ses affirmations, pendant une série d'expériences ayant pour but de prouver que la rage existait en Algérie.

Avant d'en finir avec les observations vétérinaires, je vais citer deux autres faits qui manquent, il est vrai, de détails, mais qui tirent leur prix de la source où ils sont puisés.

Troisième observation A l'article *Rage* du dictionnaire publié par les professeurs de l'Ecole vétérinaire de Lyon, en 1850, on voit que l'on a constaté, dans les hôpitaux, *plusieurs* cas de guérison.

Il y a lieu de regretter que ces messieurs se soient bornés à cette simple affirmation. Cependant, leur compétence, leur autorité scientifique ne permettent pas de douter de leur véracité.

Peu de temps après que la curabilité de la rage avait été affirmée devant l'Académie, on a encore vu, à l'Ecole de Lyon, un chien guérir de la rage. Je fais remarquer qu'il s'agit d'un animal conduit en *sûreté*, comme *suspect* parce qu'il avait été

(1) Pour plus de détails, voir les Nos 12, 13 et 14 de la *France médicale*, année 1864.

mordu, et non comme *enragé*, la maladie ne s'étant déclarée que cinq jours plus tard.

Voici la relation qui en a été publiée par M. Rey, directeur de cette école, dans le *Journal Vétérinaire de Lyon*, année 1864 :

Quatrième observation. « Le 1er septembre 1864, M. Jandott propriétaire à Cuiserey (Saône-et-Loire), a déposé, dans les hôpitaux de l'Ecole vétérinaire, un chien barbet, blanc, âgé de cinq ans, qui avait été mordu trois semaines auparavant par un chien enragé.

« Voici quels ont été les symptômes recueillis par l'élève Morice, chargé de la surveillance de cet animal, et que j'ai constatés avec lui, dit M. le directeur Rey.

« Au moment de son entrée dans le chenil, le chien est assez gai ; il caresse son conducteur et ne veut pas se laisser approcher par d'autres personnes. Il est un peu triste pendant le premier jour, ce qu'on croit devoir attribuer à des changements d'habitude.

« Le 5, le palefrenier chargé de lui donner sa nourriture ordinaire, assure que ce chien a cherché à le mordre, et il ferme avec un cadenas la porte de la loge. A la visite du matin, il est constaté que l'animal se tient accroupi au fond de la loge et ne répond plus à l'appel de l'élève chargé de le surveiller. Il éprouve des hallucinations et cherche à prendre des mouches qui n'existent pas; sa voix est altérée; il refuse de manger.

« Le 6, son état est encore plus alarmant; au moindre bruit il s'élance vers la grille, qu'il mord sans faire entendre aucun cri; il saisit tous les objets qu'on lui présente et les mord par saccades. Sa voix est encore plus altérée; elle donne un son enroué, d'un timbre particulier; il hurle longuement en levant la tête et sans être provoqué.

« Il n'y a pas de doute à établir sur le diagnostic ; on se

contente de surveiller l'animal, comme pour les nombreux cas de ce genre qui se présentent, jusqu'à ce qu'arrive la mort, qui est toujours la terminaison fatale de la rage.

« Le 7 et le 8, on constate le même état. Le 9, le malade est moins irritable ; il ne se précipite plus contre la porte de sa loge quand on vient le visiter ; il n'a rien mangé. On attribue son état apparent de tranquillité à la faiblesse qui survient pendant les derniers temps de la maladie

« Vers le 10, c'est-à-dire cinq jours après l'invasion de la rage, ce sujet a encore la voix enrouée, mais il cherche moins à mordre. Il montre un peu plus de vigueur ; il a mangé une partie de sa nourriture.

« A dater de cette époque, jusqu'au 18, on observe chaque jour une amélioration notable ; la voix a pris son timbre ordinaire. Le chien est resté ensuite dans le chenil jusqu'au 11 octobre, et a été repris bien portant par son propriétaire. »

Si j'ai reproduit ici des cas de guérison observés chez le chien, c'est parce qu'ils sont probants et que, d'autre part, on doit admettre, selon moi que la rage guérissant chez une espèce qui la contracte spontanément, *à fortiori*, elle doit guérir dans l'espèce humaine, dont l'organisme est réfractaire à la rage spontanée. A l'appui de ce raisonnement, citons quelques faits qui n'ont pas malheureusement le même degré de certitude que ceux qui précèdent

Cinquième observation. Dans la séance de l'Académie — 13 octobre 1863, — M. Piorry, s'est exprimé ainsi : « Une femme qui se trouvait à minuit dans la boutique d'un boulanger habitant la rue Croix-des-Petits-Champs, fut mordue avec fureur à la face postérieure du poignet, par un chien inconnu, de forte taille, qui s'était tout-à-coup élancé dans la boutique, et qui s'enfuit aussi brusquement qu'il était entré. Appelé à l'instant même, je constatai que plusieurs dents ayant pénétré profondément, avaient déchiré la peau; une légère hémorrhagie s'en était suivie. La plaie fut lavée à grande eau, pendant qu'un morceau de fer était rougi à blanc, je cautérisai énergiquement jusque dans la profondeur de chaque coup de dent et sur les différents points de la solution de continuité ; puis la blessure fut simplement recouverte de bandelettes de diachylum du même genre que celles qui sont employées pour la curation des ulcères des jambes. On ne sut ce qu'était devenu le chien.

« Cette femme ne s'inquiéta point de ce que lui était arrivé; la plaie causa à peine de la douleur. L'eschare produite par la cautérisation se sépara, et la cicatrisation devint presque complète. Aucun état général ou local n'annonçait d'accidents, lorsque, vers le trente-sixième jour, la plaie, toujours recouverte de diachylum, devint, sans cause physique appréciable, le siége d'une éruption de pustules plates très-nombreuses, qui se touchaient presque les unes les autres; elles étaient entourées d'un limbe rouge, et ressemblaient parfaitement à l'éruption variolique parvenue au sixième ou septième jour. Une douleur vive existait sur le lieu où on les observait.....

« La plaie prit en même temps un mauvais aspect et les douleurs y devinrent très-vives.

« Cependant, dès la veille, la nuit avait été troublée par des rêves épouvantables qui avaient réveillé la malade en sursaut. Elle poussait des cris de terreur, elle refusait de boire, elle menaçait les assistants, ses yeux étaient rouges et étincelants de fureur, elle n'était en rien préoccupée de la morsure dont elle avait été atteinte; la fièvre était vive, chacun était convaincu que cette femme allait périr de la rage, et je partageais cette triste conviction.

« Le seul traitement fut de cautériser les pustules et la plaie le plus fortement possible avec de l'azotate d'argent.

« La nuit suivante fut encore très-agitée; je continuai la

cautérisation de la partie malade, et, à mon grand étonnement, les accidents généraux cessèrent ; la plaie et l'éruption guérirent, et la malade, que je revis longtemps après, se rétablit complètement. (1) »

Rigoureusement et scientifiquement parlant, M. Piorry n'ose affirmer que sa malade était enragée. Pourquoi ? Parce qu'elle est guérie, et que la rage est réputée incurable. C'est trop sacrifier au préjugé.

Sixième observation. « Le 18 juillet 1832, M. le docteur don Juan Bolanos, médecin de l'hôpital de San-Cosme et Damien à Oajaca (Mexique), présenta au Conseil supérieur de santé de la même ville, dont il est secrétaire, une observation de guérison d'un cas de rage confirmé, au moyen de la plante connue sous le nom de *huaco*.....

« La nommée Benita Esparza, âgée de quinze ans et sept mois, née à Oajaca, d'un tempérament sanguin, pauvre et par conséquent sans métier déterminé, constitution robuste, embonpoint remarquable, couleur vermeille de la peau avant la maladie qui nous occupe, en ce moment d'une pâleur remarquable, fut mordue, le 3 du mois de mai (peut-être ici faut-il lire *avril*) 1831, par un chien enragé, au tiers inférieur du péroné de la jambe droite, à sa partie externe ; les dents du chien pénétrèrent non seulement le chorion et le tissu réticulaire, mais aussi les corps musculaires correspondants. Dans les premiers moments, il ne se présenta que les symptômes ordinaires d'une blessure, accompagnés cependant d'une inflammation intense de toute la jambe, suivant les renseignements qui m'ont été donnés. Ce fut le 22 dudit mois seulement, dit M. Bolanos, que je fus informé de cet accident, parce que la blessée avait été soignée par un autre médecin ; mais je fus informé qu'on avait

(1) *Union médicale*, 1863, p. 108.

fait l'application de remèdes locaux suppuratifs sur la blessure, et de divers topiques sur une partie plus étendue de la jambe.

« Dans la matinée du 22 avril (1) elle fut conduite chez moi pour me consulter... J'examinai la malade, et commençant par la blessure, je reconnus que la morsure avait donné pour résultat un ulcère d'à peu près un pouce et demi d'étendue, de figure irrégulière, profonde, de manière à présenter à nu la fibre musculaire, d'une couleur livide dans son centre, les bords d'une couleur blanchâtre, analogue à l'aspect des ulcères vénériens; on observait à son pourtour une espèce de bourrelet de couleur violette, grisâtre, qui, en s'étendant, s'affaiblissait insensiblement pour se confondre enfin avec la couleur naturelle de la peau....

« La malade se plaignait de ressentir dans toute la jambe et dans le pied, un fourmillement inconnu avec sensation d'ardeur vague, dans le trajet des nerfs de la jambe. L'aspect de la malade indiquait suffisamment la maladie dont elle était atteinte, parce que, à une physionomie triste et souffrante, se réunissait un regard sévère et craintif, lorsqu'on voulait fixer son attention; mais lorsqu'elle était abandonnée à ses idées, elle fixait un même objet, sans dévier la vue; sa respiration était irrégulière, puisque, après quelques inspirations régulières, naturelles, il y en avait une luctueuse; sommeil avec songes funestes, et réveils fréquents avec soubressaut des tendons, et mouvements brusques et convulsifs; la gorge était sèche, et la malade accusait une ardeur dans le larynx avec difficulté d'avaler, et plus particulièrements les liquides. Dans cet état je lui fis présenter un verre de cristal rempli d'eau, ce qui produisit immédiatement des mouvements particulièrement appréciables dans l'acte de la respiration, et la malade se com-

(1) Il y a ici, nécessairement une erreur de mois.

prima la gorge, parce qu'il se développait quelques symptômes gutturaux. Je ne pus parvenir à lui faire avaler une seule goutte d'eau, parce qu'en approchant le verre des lèvres, le mouvement de constriction était tel qu'il y avait menace de suffocation. Je n'insisterai pas davantage, ne conservant pas le moindre doute que la femme que j'avais sous les yeux était en effet affectée d'hydrophobie.

« Immédiatement, j'ordonnai à un infirmier major de l'hôpital, de lui appliquer un vésicatoire à chaque jambe, celui du côté droit sur le point même de la morsure, et je ne parvint qu'avec la plus grande difficulté à lui faire avaler, chaque trois heures, quelques gouttes d'ammoniaque liquide dans une cuillerée d'eau de tilleul.

« Je proscrivis tout aliment qui pût exiger une action digestive formelle, malgré qu'il y eût des moments où le désir de manger allât jusqu'à la boulimie, tandis qu'il y en avait d'autres où elle repoussait toute espèce d'aliments, ce qui manifestait un désordre positif dans les fonctions de l'estomac. La diète végétale m'ayant paru celle qui lui convenait le mieux, je la fis nourrir avec des herbes seulement.

« Depuis le 23 jusqu'au 28, bien loin d'observer quelques modifications favorables, bien que je lui eusse administré quelques préparations de musc, d'ellébore et beaucoup d'autres médicaments préconisés pour le traitement de cette maladie, j'observai que les insomnies augmentaient et que la constriction spasmodique de la gorge, au moment des accès, était tellement forte, que la malade qui se sentait suffoquer, ouvrait la bouche, et faisait des efforts pour obtenir l'introduction d'un peu d'air.

« Dans un des intervalles où elle se trouva un peu tranquille, elle accusa un nouveau symptôme qui consistait en la sensation de piqûres sur tout le corps, comme si c'étaient des piqûres d'épingles (expression de la malade). Dans cet état, je crus que je devais agir d'une manière arbitraire, et faire usage de la plante connue depuis peu dans cette ville, pour être celle qui, sous le nom de *huaco*, est employée dans l'Amérique du centre contre les morsures des serpents venimeux. De celle qui a été apportée à Oajaca par le général Anaya, je pus m'en procurer une certaine quantité que je portai immédiatement au pharmacien don Louis Gonzago Carboo, pour qu'il m'en préparât un extrait aqueux destiné à être employé comme essai dans un cas de rage confirmé contre lequel je ne possédais aucun moyen

« Le 1er mai, je commençai à l'administrer à la malade, à la dose d'une pilule contenant un grain d'extrait de huaco, à six heures du matin; ayant observé, à midi, qu'il ne se présentait rien de notable, je lui en donnai une seconde, et la trouvant dans le même état à six heures du soir, je lui en donnai une troisième. Au point du jour du 3 mai, il y eut quelques nausées, mais à sept heures du matin elle dormit d'une manière moins inquiète, plus calme que dans les quatre nuits antérieures. Ce même jour, 3 mai, je lui administre cinq pilules, deux à sept heures du matin, une à midi, et deux à sept heures du soir. Dans ce jour, je n'observai rien de notable.

« Le 4, pouls petit et concentré, froid des extrémités, respiration luctueuse, constriction intestinale, symptômes gutturaux, les mêmes que pendant les deux jours antérieurs. Méthode curative : lavements d'une décoction de valériane et d'une dissolution de manne, friction des extrémités avec teinture excitante ; six pilules en trois doses. Beaucoup de trouble dans les facultés cérébrales, respiration très-précipitée, pouls petit et fréquent, sécheresse dans la gorge, la pointe de la langue rouge, la face très-pâle, les yeux larmoyants et tristes, un peu de météorisme dans la région iliaque droite, presque pas d'urine. Méthode curative : renouvellement des vésicatoires aux jambes, neuf pilules dans la journée, une dissolution de gomme fortement nitrée pour en donner quelques cuillerées.

« Je continuai de cette manière le journal de mes observations jusqu'au 29 mai, jour où je considerai la malade en pleine convalescence. La malade a, pendant tout ce temps, présenté grand nombre de symptômes divers, tantôt gastriques, tantôt nerveux (affection précordiale), tantôt utérins, pendant l'époque de la menstruation, et quelquefois, perturbations dans les fonctions de cerveau. J'ai employé différentes espèces de remèdes destinés à combattre les symptômes à mesure qu'ils se présentaient; mais le remède que je n'ai cessé depuis le commencement de la maladie jusqu'à la convalescence confirmée, c'est *l'extrait de huaco*, modifiant les doses, suivant que cela me paraissait convenable.

« Depuis le 13, il commença à y avoir un peu de facilité pour avaler les liquides, ce qui avait été impossible jusqu'alors. Le 21, elle put boire sans la moindre difficulté une petite tasse d'eau simple. Elle eut encore, dans le cours de la maladie, des phénomènes de narcotisme; j'ignore s'il existe quelque principe de ce genre dans le huaco, mais le pharmacien Carboo m'a dit avoir éprouvé beaucoup de nausées la nuit où il s'occupa de préparer l'extrait de cette plante. (1) »

Septième observation. Une femme mordue en même temps que son mari, par un chien enragé, entre à l'hôpital de Mustapha et présente les symptômes de la rage. M. Texier, professeur à l'Ecole de médecine d'Alger, fit voir sa malade aux élèves et aux autres professeurs ; il prit à son égard les mesures de prudence nécessaires. Le doute sur la nature de l'affection était d'autant moins permis que le mari avait succombé à la rage quelques jours auparavant. (2)

(1) *Journal de Médecine vétérinaire militaire*, N° de décembre 1866, p. 438.

(2) *Abeille médicale*, année 1863, p. 290.

Au grand étonnement de M. Texier l'état de la malade s'améliora à partir du troisième jour, et peu de temps après la guérison était complète.

(Il est à regretter que l'auteur de cette observation ne soit pas entré dans de plus longs détails.)

Je crois inutile de rapporter un plus grand nombre d'observations, celles que je pourrais citer encore n'ajouteraient rien à l'appui du principe de la curabilité.

Traitement de la rage.

Je ne sais l'influence que le précédent paragraphe a produit sur l'esprit du lecteur ; je ne sais si les faits qui y sont relatés ont pu ébranler les croyances à l'incurabilité de la rage. Quoi qu'il en soit, et en supposant même que cette maladie fût inévitablement et incontestablement mortelle, il n'en faudrait pas moins traiter les enragés. Nous croyons que la science ou l'empirisme ne possède encore aucun agent vraiment anti-rabique. De tous les remèdes *connus* ou *secrets*, aucun ne nous paraît offrir assez de confiance pour devoir être préconisé, tous ou à peu près, ayant échoué entre les mains des grands maîtres.

Dans les cas où la guérison a été obtenue à la suite de l'emploi de quelqu'un de ces agents, le *huaco* par exemple, l'honneur en revient, croyons-nous, aux efforts de la nature plutôt qu'à l'agent lui-même.

Pour nous, c'est principalement dans les conditions où se sont trouvés les sujets qui ont guéri, dans les insuccès des moyens auxquels on a ordinairement recours, et enfin dans certaines expériences publiées çà et là, que nous puisons les éléments pour proposer une méthode de traitement ; en effet :

M. Decroix nous dit que ses deux chiens ont guéri par les seuls efforts de la nature Le role de MM. Piorry et Texier a été pour ainsi dire passif ; c'est encore la nature qui a fait tous les frais de leurs succès. D'autre part, on sait que les accès sont d'autant plus fréquents et plus violents, toutes choses égales d'ailleurs, que les causes d'excitations, — potions, corps brillants, visites, questions nombreuses, etc., — sont répétées elles-mêmes plus souvent; on sait que les saignées et surtout les douches, les bains hâtent la mort par les accès épouvantables qu'ils provoquent; en outre, quoique l'on soit bien persuadé qu'il n'y a pas de médicament susceptible d'enrayer la maladie, on n'en prescrit pas moins le plus souvent des boissons incendiaires.

Pour nous, la seule méthode à suivre lorsque la maladie est déclarée, c'est *d'écarter avec le plus grand soin toutes les causes d'excitation, afin de prévenir autant que possible le retour des accès et de donner à la nature le temps de combattre et quelquefois de vaincre l'élément rabique.*

Nous sommes parfaitement convaincus que dans l'état actuel de la science, il n'y a rien de mieux à faire, et c'est dans le but de répandre notre conviction, que nous avons entrepris ce travail, malgré nos nombreuses occupations.

Nous ne sommes pas le premier, il est vrai, à nous élever contre les causes d'excitation : le dictionnaire de MM. Adelon, Alibert, etc., publié en 1825, recommande, à l'article rage, de ne faire « aucune tentative pour faire boire le malade dès qu'il « aura repoussé la boisson. » En vue de le tranquiliser, il dit encore : « Les moyens superstitieux ne sont pas inutiles quand « le sujet y ajoute foi »; M. Decroix termine le mémoire déjà cité en condamnant, pour la médecine vétérinaire, tout ce qui peut provoquer les accès, etc.

De ce que j'ai été à même d'observer chez les hommes et chez les animaux, je me crois autorisé à prétendre que la rage *abandonnée à elle-même, en dehors de toute provocation*, n'a pas le caractère effrayant qu'elle prend lorsqu'elle est traitée par les moyens ordinaires. J'ai vu s'écouler de longs intervalles de calme, je dirais presque de repos, quand rien ne venait troubler le malade. M. Sanson, dans une brochure intitulée : *Le meilleur préservatif de la rage*, — page 11, — nous dit : « Les chiens succomberaient *infailliblement* sans avoir donné « aucun signe de frénésie, s'ils étaient soustrait aux causes « d'excitation. » Notre expérience personnelle nous permet de dire qu'il en serait presque de même dans l'espèce humaine si l'on parvenait à écarter toutes les causes provocatrices. Mais jusqu'à présent, on a plutôt agi *pour* la rage que *contre*. C'est probablement ce qui fait que les médecins n'ont pas encore eu l'occasion de décrire la forme désignée en médecine vétérinaire sous le nom de *rage tranquille*, *rage calme*, et qu'ils n'ont guère, de leur côté, observé de cas de guérison. Dans les espèces animales, où les provocations sont moins fréquentes, le peu de cas de guérison s'explique encore par l'*abattage* hatif des animaux enragés. Pour obtenir un plus grand nombre de succès chez les chiens, il suffirait de les conserver dans un local isolé duquel on n'approcherait que pour déposer de l'eau et du pain ou de viande. Dans l'espèce humaine il est moins facile de soustraire les malades aux causes d'excitation ; il ne peut non plus y avoir rien d'absolu dans la conduite à suivre ; il faut tenir compte de l'état social, de la condition de fortune, des exigeances des parents, etc. Mais enfin, voici, en règle générale, comment il faut soigner un homme chez lequel la rage apparait :

Lorsque le médecin a été appelé à l'époque de morsure, il a dû, après l'emploi de la cautérisation profonde et des autres moyens conseillés en pareil cas, rassurer autant que possible le sujet en lui affirmant que le feu ayant détruit tout le virus qui était déposé dans ses plaies, il peut retourner en toute confiance à ses occupations ordinaires ; ajouter enfin toutes les raisons propres à persuader. Mais un autre point important c'est de s'adresser au plus *discret* des membres de la famille, et de lui faire la recommandation expresse, en évitant d'inspirer de vaines terreurs, d'avertir au moindre symptôme, au moindre *changement dans le caractère*, afin que le médecin passant de ce côté *par hasard*, puisse ouvrir la conversation avec son client et s'éclairer sur son état. Car il faut bien le reconnaître, la cautérisation pratiquée avec soin, après le temps qui s'écoule nécessairement jusqu'au moment où le fer est chaud (1) est loin d'offrir toutes les chances de succès qu'on lui attribue. Ainsi, le nommé Barry (deuxième observation), avait été cautérisé immédiatement avec l'ammoniaque, et environ vingt à trente minutes après, avec le fer rouge. La malade de M. Piorry (quatrième observation), avait été cautérisée plus promptement encore. Je ferais remarquer, puisque l'occasion s'en présente, qu'autant il est facile de prescrire de cautériser *profondément*, autant il est difficile de le faire, surtout s'il y a de nombreuses morsures et égratignures, ce qui arrive souvent lorsque l'animal enragé est un chat. En ce cas, d'après ce que j'ai vu, il est à peu près impossible d'arriver à une cautérisation satisfaisante si le sujet est pusillanime et s'il n'est pas éthérisé.

Lorsque, malgré le traitement des plaies, malgré les occupations et les préoccupations dont le client a dû être surchargé en vue de détourner ses pensées de la rage, le médecin est appelé, il doit commencer par s'assurer, *en causant*, si le sujet pense à la rage, et dans l'affirmative; s'il en est très-effrayé ; s'il est porté à gratter la cicatrice de la morsure. Si celle-ci était à vif, il serait avantageux, d'après l'opinion des auteurs, de la cautériser; toutefois il me semble qu'il ne faudrait pas effrayer le malade en lui parlant de *fer rouge*, il vaudrait mieux recourir à un caustique potentiel. Les vésicules obtenues par M. Piorry sous une plaque de diachylum sont un motif, au moins innocent, d'avoir recours au même moyen. Si au

(1) Un fer rouge blanc détruit plus vite et fait *moins souffrir* que le rouge brun; je parle par expérience.

contraire la cicatrice ne présentait rien de particulier, il serait inopportun, croyons nous, d'appeler l'attention du malade de ce côté. Il ne faut pas oublier, en effet, que l'imagination joue un grand rôle dans la maladie qui nous occupe; en conséquence, les mots *chien*, *morsure*, *rage*, *eau* et autres qui peuvent impressionner le sujet doivent être sévèrement bannis de la maison.

Il peut arriver qu'à la première visite, le diagnostic ne puisse être formel ; en ce cas, la ligne de conduite est facile à trouver : il faut conseiller au malade de garder la chambre ou le lit pendant cette *légère indisposition*, qui ne *peut avoir de durée ;* on demandera sous quelle forme — *pilules* ou *potion* — le malade préfère prendre le médicament que son état réclame. Par cet artifice, on peut juger de l'impression que les liquides peuvent produire. Si on a affaire à la rage, au bout de vingt-quatre heures les symptômes joints aux antécédents sont assez accentués pour que les doutes soient levés sur la nature de la maladie.

Alors, on se fait accompagner par le *parent discret*, et on lui expose la situation : il faut d'abord pouvoir disposer, le cas échéant, de deux gardes-malades vigoureux et courageux. A défaut de camisoles de force, que l'on trouve rarement, surtout dans les campagnes, il faut préparer des cordes pour attacher l'enragé *s'il y a lieu.*

La chambre dans laquelle on le placera doit être plutôt sombre que trop éclairée, de manière toutefois que l'on puisse observer convenablement tout ce qu'il fait; l'entrée de la maison doit être interdite aux compères, aux commères, aux curieux, en un mot, à toutes les personnes dont la présence n'est pas absolument nécessaire près du malade.

Tant qu'il n'y a pas d'accès, il est préférable qu'il n'y ait dans la chambre qu'une parente ou une amie occupée en apparence à lire, à écrire, à coudre, mais qui en réalité, observe attentivement tout ce qui se passe. Ce gardien ne doit jamais rompre le silence le premier : lorsque le malade veut causer, il faut entretenir la conversation en prenant les tangentes pour arriver à parler des choses qui l'intéressent et non de la maladie, autant que possible.

Le médecin ne doit pas renouveler les épreuves *provocantes* auxquelles il a pu devoir recourir pour asseoir son diagnostic ; il ne doit pas, lorsqu'il passe sa visite, déranger le malade si celui-ci est calme.

S'il y a lieu de craindre que le sujet s'inquiète de la méthode *expectante,* on peut prescrire n'importe quelle médication insignifiante, externe, ou même interne si la déglutition se fait sans difficulté.

Il est bien entendu que tous les conseils que nous donnons, ne peuvent avoir rien d'absolu, et que l'on devrait en suivre de tout opposés s'ils pouvaient procurer plus de calme à l'esprit et de repos au corps.

Pour parer aux événements, il est urgent qu'il y ait toujours, dans la pièce attenante, à partir du moment où l'agitation, l'exaltation se manifeste, au moins un des deux gardes-malades destinés à prêter main-forte à la personne de faction. Pour prévenir les accès ou en diminuer la durée et la violence, celle-ci doit accorder au malade tout ce qu'il désire, (de non compromettant, cela va de soi.)

S'il y a hydrophobie, non-seulement il faut proscrire les potions, mais de plus, il est bon qu'aucun bruit de liquide ne puisse arriver jusqu'à la chambre. Si la soif était intense on pourrait essayer de donner à boire avec un biberon ou de faire sucer un morceau de citron, un linge imbibé d'eau acidulée, un morceau de glace. Ici, c'est au médecin traitant à mettre tout le tact, tout le discernement possible dans le choix des moyens pour éviter la provocation d'un accès de frénésie.

S'il y a photophobie, il faut disposer le lit de telle sorte que la lumière du jour ou de la bougie soit derrière la tête du malade; on fera aussi disparaître les objets brillants qui pourraient se trouver devant lui.

J'ai vu un sujet qui, bien convaincu de la nature de sa maladie, ne cessait de dire à tous ceux qui essayaient de le consoler qu'il était perdu; j'en ai vu un autre qui ne paraissait pas se douter qu'il fût sous le coup de la rage. Dans le premier cas, nous croyons qu'il eût été préférable, loin de chercher à ébranler une conviction inébranlable, de convenir simplement de l'existence de la rage; mais en ajoutant que cette maladie, *autrefois* incurable, guérissait parfaitement *maintenant*, par tel moyen qu'on allait mettre en usage; donner même lecture des cas de guérison que l'on connaissait. Il est vrai qu'en ce temps là, je croyais moi-même, comme le médecin traitant, à l'incurabilité absolue de la rage.

Pour maintenir les forces et prévenir l'inanition, il faut faire prendre, si le malade y consent, des aliments ou des boissons nourrissantes. Quand la déglutition est impossible, il faut s'abstenir de toute pression. Cependant il arrive que des rémissions ont lieu; il faut en profiter pour faire prendre ce que le malade préfère. S'il est très exalté on doit administrer les calmants; l'acétate de morphine peut rendre de grands services parce qu'il peut être administré en potion, en pilules ou par la méthode endermique.

Lorsque, après quelques instants d'un sommeil agité, le malade est réveillé en sursaut par des rêves effrayants, il faut le rassurer en lui faisant voir qu'il n'est pas seul, qu'il n'a rien à craindre, qu'il peut se rendormir, puisqu'on veille sur lui.

Pendant les accès, il faut que l'on soit toujours en force pour maintenir le sujet. On peut facilement se rendre maître des enfants, tandis qu'il est nécessaire de pouvoir disposer de plusieurs personnes quand il s'agit d'individus fortement constitués, à moins que l'on ait appliqué la camisole ou des courroies remplissant le même usage. Toutefois ces moyens de contention pouvant plonger le malade dans le désespoir, il ne faut les employer qu'avec ménagement, dans les cas seulement où l'on aurait à redouter des attaques dangereuses.

Chez les patients qui sont poussés à mordre, ce qui est rare, il est utile, selon nous, de leur procurer cette satisfaction en leur plaçant entre les dents une serviette roulée en corde. Lorsque bien décidément l'envie de mordre est un des symptômes dominants, on doit aller au-devant du désir des malades en leur offrant, au moment des accès, de mettre un bourrelet de linge dans la bouche aussitôt qu'ils témoignent le désir de serrer les machoires. (Le mot *mordre* doit être proscrit de la conversation.) Nous sommes persuadé qu'il y a plus d'avantage que d'inconvénients à satisfaire le besoin *irrésistible*, selon les expressions des auteurs, qu'ont les malades de mordre; ce besoin est bien vite satisfait, tandis qu'on ne ferait, en le combattant, que l'exciter davantage et aggraver par cela même l'accès de frénésie. On sait en effet, par l'observation de chaque jour, que le chien enragé n'engage pas, en général, une bataille avec les autres chiens; il donne un coup de gueule à celui-ci, à celui-là et passe son chemin, son besoin de mordre étant momentanément et instantanément satisfait.

Bien qu'il ne soit pas définitivement prouvé que la rage de l'homme puisse se transmettre à l'homme comme elle se transmet aux carnivores, il faut pourtant prendre toutes les précautions nécessaires pour éviter les morsures. Il est même urgent que, par mesure de précaution, les gardes-malades aient sous la main, pour s'en servir au besoin, de l'ammoniaque ou plutôt du beurre d'antimoine, dont le mode d'emploi leur est indiqué à l'avance.

Il faut chercher adroitement à calmer les inquiétudes en invoquant comme *signe favorable* tout ce qui arrive. Ici, il faut être le *médecin tant mieux ;* ainsi le malade vomit-il? tant mieux, cela va diminuer l'ardeur du ventre ; crache-t-il beaucoup? tant mieux, cela va diminuer les oppressions ; a t-il des envies de mordre? tant mieux : quelqu'un qui a faim se satisfait en mangeant, satisfaites donc votre besoin de serrer les dents.

Il est bon pourtant de combattre adroitement cette envie de mordre en appelant l'attention vers quelque autre pensée.

N'est ce pas en calmant l'imagination troublée des personnes mordues, que l'on obtient à Saint-Hubert, des résultats étonnants : « Il est inouï, dit M. Dufau, qu'aucun de ceux qui, « après avoir eu le malheur d'être mordus par un animal « enragé, ont accompli les prescriptions en usage (taille ou « répit), n'ait pas été radicalement guéri. » (1) Dans cette citation, il faut faire, bien entendre, la part de l'exagération. Dieu est assez puissant pour guérir les malades et ressusciter les morts, mais il ne fait pas de miracles à tout bout de chemin.

Pour montrer combien le moral joue un rôle important dans la rage, et par conséquent combien il est important de le *remonter*, de ne pas l'exciter, qu'il nous soit permis de faire une courte digression.

M. Decroix voulant prouver que la chair des animaux enragés ne saurait causer d'accidents lorsqu'elle entre accidentellement dans la consommation, coupa un morceau de la cuisse d'un chien mort de la rage et l'*avala cru*. Quelques jours plus tard, il apprit par hasard que Gohier, autrefois professeur à l'Ecole vétérinaire de Lyon, avait transmis la maladie à plusieurs animaux en leur faisant manger de la chair de sujets enragés.

« Immédiatement après, dit M. Decroix, je ressentis à la « gorge une gêne plus ennuyeuse que douloureuse, et consis- « tant, non en une *constriction*, mais plutôt en une *dilatation*

(1) *De la rage en Algérie*, par M. Roucher, p. 101.

« avec appréhension d'avaler ma salive, comme si cet acte eût « dû être très-pénible, tandis qu'en réalité, il l'était peu.... « Il m'a semblé aussi que ma voix avait changé de timbre, « qu'elle était plus faible et sur un ton plus aigu... J'ai évité « les conversations et je n'ai parlé que par monosyllabes, « autant que possible... Pendant la nuit, je fus obsédé par la « pensée de la rage. (1) » Cet état a persisté pendant plusieurs jours avec des intervalles de calme.

Ce fait n'est pas aussi rare qu'on pourrait le croire. je sais qu'à la suite de *possibilité* d'inoculation de la bave de chiens enragés. M. le docteur Munaret, de Brignais, (près de Lyon) et M. Mathieu, vétérinaire à Sèvres, (près Paris), ont ressenti les mêmes impressions que M. Decroix. Ces faits sont bons à connaître, parce qu'on pourrait les citer pour rassurer les personnes qui se trouveraient dans des états analogues.

Je rentre dans la question. Il est bien entendu que si la méthode que je propose est la meilleure, selon moi, dans l'état actuel de la science, je ne prétends pas qu'il n'y ait rien de mieux à désirer et à découvrir. En général, la Providence a mis le remède à côté du mal ; c'est à nous de le chercher.

Mais ces recherches ne doivent jamais être faites sur l'homme, parce que, l'expérience des insuccès passés doit inspirer la réserve ; et en outre parce qu'il est plus facile et plus moral de les faire sur les chiens d'abord, puisque, d'après M. Bouley, il y a trente fois plus de chiens que d'hommes enragés. Après tant d'espérances déçues, il ne faut, à mon avis, essayer sur l'homme que des agents qui auraient fait leurs preuves sur les animaux, et qui les auraient faites *auprès* et non pas seulement *au loin*. Ainsi, avant de faire prendre une potion de *huaco* des Indiens, je voudrais qu'on en fit l'épreuve chez le chien.

(1) *France médicale*, 1864, p. 108.

M. Téléphe Démartis (de Bordeaux) a une grande confiance dans l'inoculation du *venin de la vipère* comme moyen préservatif de la rage (1). Pour faire partager sa conviction, il devrait pratiquer des expériences, ou mieux encore, prier les professeurs des Ecoles vétérinaires de les pratiquer. D'après la cinquième conclusion de M. Démartis, des recherches auraient déjà été faites : toutefois nous n'en acceptons les résultats que sous toute réserve, jusqu'à ce qu'ils aient été contrôlés sur un champ assez vaste et par divers expérimentateurs. Mais fut-il avéré que l'inoculation du venin dont il s'agit put mettre l'organisme à l'abri de la rage, que cette inoculation, en la *supposant exempte d'inconvénients graves;* ne se répandrait probablement pas; car enfin, la rage est une maladie *extrêmement rare*, puisqu'elle ne prélève, par toute la France, qu'un tribut de vingt à vingt-quatre individus par ans (1), soit à peu près : un sur deux millions d'habitants. Les armes à feu, les bains, les chutes de cheval ne font-il pas plus de victimes!... Ajoutons que si la rage n'était pas ordinairement *mal traitée*, il n'y aurait guère lieu de s'en préoccuper, parce que, outre sa rareté, elle serait moins souvent mortelle et qu'elle ne causerait pas plus de douleur que beaucoup d'autres maladies, dont le public ne se préoccupe pas. Les accès d'épilepsie, d'éclampsie, de délire furieux, ne sont-ils pas aussi épouvantables que les accès de rage?

Comme pendant du préservatif de M. le docteur Démartis, nous citerons la méthode de M. le vétérinaire Bourrel, consistant dans l'*émoussement des dents* des chiens (3). Ainsi, nous comprenons parfaitement qu'en rognant les dents de manière à en enlever la pointe et à ne laisser à sa place qu'un tubercule

(1) *Abeille médicale*, 1867, p. 219.

(2) *Union médicale*, 1863, p. 534.

(3) Brochure publiée en 1867, par M. Bourrel, p. 13.

mousse, les chances d'inoculation accidentelle soient considérablement diminuées. Néanmoins, nous croyons que cette méthode ne se généralisera pas, parce que, même chez le chien, la rage n'est pas tellement commune, (approximativement sept à huit cent par an en France,) que l'on puisse admettre que tous ceux qui possèdent des sujets de la gente canine leur fissent émousser les dents; c'est ce qui me fait dire, contrairement à l'assertion de M. Tardieu (1), que l'on ne parviendra pas à éteindre complètement la rage, parce que, avec M. Tardieu (2), je crois au développement spontané de cette affection, et que, tant qu'il y aura des chiens, il y aura des animaux enragés qui la transmettront aux hommes. Tout ce que l'on peut espérer, c'est la diminution des inoculations accidentelles.

M. Auzias-Turenne prétend avoir retrouvé les lysses de Marochetti ; il dit que si les médecins et les vétérinaires français ne les ont pas vues, c'est qu'ils les ont cherchées pendant la durée de la rage, tandis qu'elles apparaissent quelques jours plus tôt; il espère qu'en les cautérisant en temps opportun, on préviendra la rage, conformément à la doctrine de Marochetti.

MM. Leblanc, Raynal et Colin ont élevé des doutes sur la valeur des lysses que M. Auzias-Turenne à présentées à l'Académie (3). Dans la séance du 14 février dernier, à la Société impériale de Médecine vétérinaire, M. Reynal a présenté des langues de chiens qui n'étaient pas sous le coup de la rage et qui, cependant, avaient de ces prétendues lysses. Malgré ces objections, l'auteur de la découverte est décidé à continuer ses recherches.

D'après ce que nous avons vu sur la langue présentée à l'Académie, la lysse serait quelque chose d'intermédiaire à la

(1) *Union médicale*, 1863, p. 565.

(2) *Union médicale*, 1863, p. 562.

(3) *Abeille médicale*, 1867, p. 13.

pustule et à la vésicule : prenez un gros grain de millet, coupez-le en deux, appliquez la plus grosse moitié sur la muqueuse de la face inférieure de la langue, et vous aurez une idée de la lysse : même couleur jaunâtre, même forme hémisphérique, à peine une légère auréole inflammatoire, sans base indurée, liquide purulent au moins en apparence et vu à travers l'épithélium.

Quoiqu'il en soit, M. Auzias-Turenne a le mérite d'avoir appelé de nouveau l'attention sur la doctrine de Marochetti. Mais en la supposant fondée, il ne faudrait pas encore se faire trop d'illusion sur le parti qu'on pourrait en tirer. En ce qui concerne l'espèce canine, il est préférable d'abattre les sujets suspects, que d'aller tous les jours, *pendant plusieurs mois*, regarder sous la langue si les lysses apparaissent; ces recherches ne peuvent être faites qu'en vue des services que l'espèce humaine pourrait en retirer.

Ici comme en tout ce que j'ai dit relativement aux indications à remplir dans le traitement, la médecine vétérinaire et la médecine humaine ont une grande connexion et peuvent s'éclairer mutuellement. C'est même en m'inspirant, en grande partie, de l'expérience acquise sur les animaux, que je suis arrivé à avoir des idées nouvelles et bien arrêtées sur les conditions dans lesquelles les malades doivent être placés, quelle que soit l'espèce à laquelle ils appartiennent.

En ce qui concerne spécialement l'espèce canine, les indications sont incomparablement plus facile à remplir ; il suffit de laisser les sujets dans un local *inaccessible à tous les hommes et à tous les animaux*, loin des bruits extérieurs, des claquements de fouet, du bruit de sifflet et *surtout de l'aboiement des autres chiens*. Le propriétaire ne doit pas se départir de la clef, et il doit porter lui-même le boire et le manger une fois chaque jour, qu'il y ait ou non hydrophobie et anorexie. Pour éviter autant que possible les causes d'excitations quand on entre dans le local il ne faut pas appeler l'animal, ni le caresser, ni le plaindre, ni lui faire peur du bâton, etc. Il faut qu'il ait une bonne litière et quelques morceaux de bois tendre pour qu'il puisse satisfaire ses envies de mordre.

Si, dans la journée, on veut savoir ce qu'il fait, dans quel état il est, on doit se ménager une lucarne par laquelle on puisse le voir sans en être vu.

Voilà en deux mots et conformément à la méthode que j'ai exposée pour les hommes, dans quelle condition les chiens doivent être placés pour avoir des chances de guérir, et, certainement, si jusqu'ici on ne les eût pas mis dans des conditions tout opposées, et si, en outre, on ne les eût pas abattus prématurément, mesure de prudence que j'approuve, les vétérinaires compteraient un nombre beaucoup plus grand de cas de guérisons.

Conclusions.

1° La rage, en dehors de toute cause provocante, n'est pas aussi épouvantable que l'on semble se complaire à le répandre dans le public.

2° Les systèmes de traitement ordinairement suivis jusqu'ici pour la combattre, agissent en sens inverse du but à atteindre.

3° Il y a actuellement assez de cas de guérison bien observés, pour détruire la désespérante théorie de l'*incurabilité*.

4° La méthode de traitement la plus rationnelle, dans l'état actuel de la science, se réduit à ces deux indications : *soustraire les malades à toutes les causes d'excitation ; leur procurer toutes les satisfactions matérielles et morales compatibles avec leur état.*

5° En adoptant cette méthode, on obtiendra une rage *naturelle* plus bénigne que la rage *artificielle*, conséquence de médications incendiaires, et les cas de guérison seront certainement moins rares que par le passé.

Lille. Imp. Lefebvre-Ducrocq, rue Esquermoise 57.

www.ingramcontent.com/pod-product-compliance
Ingram Content Group UK Ltd.
Pitfield, Milton Keynes, MK11 3LW, UK
UKHW021956260726
13994UKWH00004B/1792